Astha Verma
Rajeshwar Singh
Anshul Singla

Forças extrusivas dos encaixes de alinhadores transparentes

Astha Verma
Rajeshwar Singh
Anshul Singla

Forças extrusivas dos encaixes de alinhadores transparentes

Eficácia de Diferentes Desenhos de Fixação de Clear Aligners na Geração de Forças Extrusivas: Uma Revisão Sistemática

ScienciaScripts

Imprint

Cover image: www.ingimage.com

This book is a translation from the original published under ISBN 978-620-8-11732-0.

Publisher:
Sciencia Scripts
is a trademark of
Dodo Books Indian Ocean Ltd. and OmniScriptum S.R.L publishing group

120 High Road, East Finchley, London, N2 9ED, United Kingdom
Str. Armeneasca 28/1, office 1, Chisinau MD-2012, Republic of Moldova, Europe
Printed at: see last page
ISBN: 978-620-8-20377-1

RECONHECIMENTO

Esta dissertação não teria sido possível sem a orientação e a ajuda de várias pessoas que, de uma forma ou de outra, contribuíram e prestaram a sua valiosa assistência para a realização desta revisão sistemática.

Gostaria de expressar a minha mais profunda gratidão ao nosso Diretor **DR. SACHIT ANAND ARORA** pelo seu apoio e orientação constantes.

Este projeto não teria sido possível sem o meu orientador para esta dissertação,

DR. RAJESHWAR SINGH, Leitor, Departamento de Ortodontia, I.T.S. Dental College and Research Institute, Greater Noida. O seu grande interesse pelo meu trabalho em todas as fases da minha investigação, as suas inspirações rápidas e as suas sugestões atempadas e amáveis permitiram-me concluir a minha investigação. Não há palavras para exprimir a minha gratidão ao meu co-orientador, **DR. ANSHUL SINGLA**, Professor e Diretor do Departamento de Ortodontia e Ortopedia Facial. Agradeço-lhes de todo o coração a paciência, a motivação, o entusiasmo e os imensos conhecimentos. A sua orientação ajudou-me durante todo o tempo de investigação e redação desta dissertação.

Gostaria também de estender os meus sinceros agradecimentos ao Professor, **DR. AMRITA PURI**, Professor Sénior, **DR. SHRUTI SHARMA**, Professor Sénior, **DR. MATHEW KOSHY VAIDYAN**, Departamento de Ortodontia e Ortopedia Facial, I.T.S. Dental College and Research Institute, Greater Noida, pelo seu apoio, inspiração e encorajamento na realização desta dissertação.

Gostaria também de agradecer aos meus seniores, **DR. LINGHOICHONG CINDY HAOKIP, DR. TANU SHARMA, DR. LALDINGNGHETI RALTE, DR. AAYUSHI SUREKA E DR. TANZIM AHMED** pelo seu apoio e encorajamento sem fim.

Estou também grata aos meus colegas de turma **DR. DEEPIKA SINGH, DR. LALNUNPUII PAUTU, DR. HANIKSHA TALREJA E DR. PARAG GHODAKE** pelos seus dias constantes de amor, ajuda e apoio quando era mais necessário.

Por último, não seria negligente se não mencionasse os meus pais, **Sr. Arun Verma** e **Sra. Sandhya Nandy**, e o meu irmão, **Sr. Ayush Verma**. A sua fé e confiança contínuas nos meus objectivos, o seu amor, as suas orações e a sua motivação foram os factores inestimáveis que me impulsionaram e me ajudaram a ultrapassar os tempos difíceis. Sem o apoio da minha família, não me teria sido possível realizar esta viagem maravilhosa.

Dr. Astha Verma

ÍNDICE

INTRODUÇÃO

Nos últimos anos, os desenvolvimentos ortodônticos têm sido acompanhados por um aumento significativo das exigências estéticas dos pacientes. O desconforto e a estética comprometida causados pelo tratamento ortodôntico fixo convencional têm causado grande preocupação entre os pacientes que procuram tratamento ortodôntico. (1) Devido a estas limitações, foram desenvolvidos e implementados na prática clínica materiais e técnicas estéticos.(2) Os alinhadores transparentes ganharam imensa popularidade, oferecendo uma opção de tratamento ortodôntico estético e conveniente para a correção de más oclusões, em alternativa à terapia ortodôntica fixa tradicional.(3) O sucesso da terapia com alinhadores transparentes depende da aplicação precisa de forças controladas para guiar o movimento dentário e alcançar os resultados oclusais desejados. No entanto, certos movimentos dentários, como a extrusão, podem ser difíceis de alcançar apenas com alinhadores, uma vez que requerem uma transmissão de força e estabilidade eficientes. (4)

Para resolver as limitações dos movimentos extrusivos dos dentes, foram introduzidos attachments, também conhecidos como elementos de engenharia de precisão, como componentes auxiliares no tratamento com alinhadores transparentes para melhorar a biomecânica. Os attachments são resinas compostas, da cor do dente, colocadas estrategicamente em dentes específicos para melhorar a aderência do alinhador e otimizar a aplicação de força. Estes attachments têm como objetivo melhorar a capacidade do alinhador para aplicar forças extrusivas, facilitando, em última análise, um movimento dentário mais previsível e eficiente. Foram desenvolvidos vários designs de attachments, cada um com as suas caraterísticas únicas e supostas vantagens na geração de forças extrusivas.

(5–7)

Dada a crescente importância dos attachments na terapia com alinhadores transparentes, torna-se crucial avaliar a eficácia dos diferentes designs de attachments na gestão das forças extrusivas. Esta revisão sistemática, portanto, tem como objetivo analisar exaustivamente a literatura existente para determinar quais os desenhos de attachments mais eficazes na obtenção dos movimentos extrusivos desejados.

Ao sintetizar as evidências disponíveis, esta revisão tem como objetivo fornecer informações valiosas para ortodontistas e clínicos, permitindo-lhes tomar decisões informadas sobre a seleção e incorporação de attachments nos planos de tratamento com alinhadores transparentes. Para além disso, os resultados podem ajudar a melhorar os resultados do tratamento, aumentar a satisfação dos pacientes e contribuir para o avanço global da terapia com alinhadores transparentes.

A revisão englobará uma avaliação abrangente dos estudos publicados, incluindo ensaios clínicos aleatórios, estudos MEF, estudos de coorte prospectivos e retrospectivos, para garantir uma avaliação abrangente das evidências disponíveis. As medidas de resultados, tais como a quantidade e a taxa de extrusão dentária, a duração do tratamento, o desconforto relatado pelo paciente e as considerações estéticas serão examinadas para avaliar a eficácia dos diferentes desenhos de fixação.

Em conclusão, esta revisão sistemática procura lançar luz sobre a eficácia dos diferentes designs de attachments na gestão das forças extrusivas geradas pelos alinhadores transparentes. Ao examinar criticamente a literatura existente, pretendemos oferecer uma orientação valiosa para a comunidade ortodôntica, promovendo a tomada de decisões baseada em evidências e optimizando os resultados do tratamento na terapia com alinhadores transparentes.

REVISÃO DA LITERATURA

1. Boyd RL. (2008)[3] no seu relatório teve como objetivo demonstrar que as más oclusões ortodônticas moderadas a complexas podem ser tratadas com sucesso utilizando o sistema Invisalign e um novo protocolo de tratamento. Estudos anteriores mostraram limitações ao usar o Invisalign para casos mais difíceis, embora alguns relatos de casos recentes tenham mostrado sucesso. Uma das razões para a diferença de resultados é o facto de os estudos anteriores terem sido realizados durante os primeiros 4 anos de desenvolvimento do Invisalign, altura em que existiam problemas significativos na obtenção de determinados movimentos dentários.

Três pacientes foram tratados de acordo com o novo protocolo. Todos não tinham historial médico significativo ou disfunção temporomandibular, e desejavam um tratamento ortodôntico invisível. O paciente 1 tinha apinhamento ligeiro, o paciente 2 tinha má oclusão de Classe II e apinhamento, e o paciente 3 tinha sobremordida. Os seus tratamentos foram documentados através de fotografias clínicas, radiografias e análises cefalométricas.

O novo protocolo incluiu melhorias nas correcções anterior/posterior, no escalonamento da redução interproximal, no escalonamento do movimento dentário e nos attachments. As configurações simulam agora os efeitos do desgaste elástico para melhor visualizar os objectivos do tratamento. O uso de elástico é recomendado durante todo o tratamento. Os attachments são agora colocados automaticamente em locais melhores para auxiliar movimentos específicos. Os movimentos dentários registam a rotação e a translação separadamente, com o dente principal a determinar as fases mínimas do tratamento e os outros dentes a moverem-se mais lentamente. São efectuados movimentos simultâneos para todos os dentes.

O paciente 1 foi tratado em 8 meses com um conjunto de alinhadores e redução interproximal. Os resultados pós-tratamento mostraram uma oclusão posterior mantida e um bom alinhamento anterior com alterações esqueléticas mínimas. O paciente 2 foi tratado em 13 meses com um conjunto de alinhadores e elásticos. A retenção de dois anos mostrou estabilidade. O paciente 3 foi tratado em 14 meses com um conjunto de alinhadores e elásticos, demonstrando controlo vertical.

Em conclusão, estes casos demonstram que o novo protocolo Invisalign pode tratar com sucesso uma variedade de más oclusões moderadas a complexas, incluindo correcções de apinhamento e más oclusões de Classe II com sobremordida. São necessários mais estudos para avaliar resultados reproduzíveis de forma fiável por outros clínicos. No entanto, as melhorias do protocolo podem permitir que os clínicos que anteriormente abandonaram o Invisalign obtenham agora resultados mais previsíveis. A seleção cuidadosa dos pacientes e a experiência clínica continuam a ser factores importantes para o sucesso do tratamento com alinhadores transparentes

2. Kravitz ND, Kusnoto B, BeGole E, Obrez A, Agran B. (2009) [(4)] no seu estudo clínico prospetivo avaliou a eficácia da movimentação dentária com alinhadores de poliuretano (Invisalign, Align Technology, Santa Clara, Califórnia). 37 pacientes (14 homens e 23 mulheres com idade média de 31 anos) submetidos a tratamento Invisalign anterior foram incluídos na amostra do estudo. Nos modelos de tratamento virtual, 401 dentes anteriores (203 mandibulares e 198 maxilares) foram medidos.

Trinta arcos duplos, três arcos maxilares apenas e quatro arcos mandibulares apenas foram incluídos na amostra. Em média, foram utilizados 12 alinhadores mandibulares e 10 alinhadores maxilares para cada caso. Na maxila, a média da redução interproximal anterior (IPR) foi de 1,3 mm, enquanto na mandíbula foi de 1,6 mm. 180 dos 401 dentes (45%) apresentaram DPI anterior. A prescrição do clínico determinou a forma, o tamanho e a localização dos attachments dentários. Dos 401 dentes, 68 tinham um encaixe dentário anterior (17%). Utilizando o ToothMeasure, o software de sobreposição interno da Invisalign, os modelos virtuais da posição dentária prevista e da posição dentária conseguida - que foi gerada a partir da impressão pós-tratamento - foram sobrepostos sobre os dentes posteriores fixos dos pacientes. As quantidades previstas e reais de movimentação dentária foram comparadas após o tratamento. Foram examinados os seguintes tipos de movimento: rotação, ponta mesiodistal, ponta labiolingual, intrusão, extrusão, expansão e constrição. Os resultados mostraram que, com Invisalign, a precisão média da movimentação dentária foi de 41%. A constrição lingual apresentou a maior precisão (47,1%). Já a extrusão foi o movimento dentário com menor precisão (29,6%), sendo o canino inferior o dente mais difícil de ser controlado. Com exceção dos incisivos laterais superiores, a precisão da rotação dos caninos foi muito inferior à de todos os outros dentes. Os caninos superiores mostraram uma diminuição acentuada da precisão em movimentos de rotação superiores a 15°. Para os incisivos superiores em particular, a ponta lingual da coroa provou ser substancialmente mais precisa do que a ponta labial da coroa. Eles também descobriram que a quantidade de overjet pré-tratamento pode ter um impacto sobre a precisão com que os dentes anteriores se movem com Invisalign.

3. Khosravi R et al (2017) [8] no seu estudo retrospetivo investigaram a eficácia do aparelho Invisalign na gestão da sobremordida em diferentes tipos de má oclusão. Os investigadores avaliaram os registos de 120 pacientes adultos (>18 anos de idade) tratados apenas com Invisalign em três clínicas de ortodontia. Os pacientes foram estratificados em grupos com base na sua sobremordida pré-tratamento: sobremordida normal (0-4mm, n=68), mordida profunda (>4mm, n=40) e mordida aberta (sobremordida negativa, n=12) com base em radiografias cefalométricas. A amostra do estudo incluiu 68 pacientes com sobremordidas normais, 40 com mordidas profundas e 12 com mordidas abertas. Dezassete pontos de referência foram marcados nas radiografias cefalométricas laterais iniciais e finais. Além disso, foram realizadas nove medidas lineares e três angulares para avaliar as alterações ocorridas durante o tratamento, utilizando os planos palatino, oclusal e mandibular como linhas de referência. Os investigadores analisaram então as medidas cefalométricas para avaliar as alterações nas dimensões verticais anteriores e identificar as alterações dentárias e esqueléticas associadas ao fecho ou abertura da mordida.

Os resultados mostraram que para os pacientes com uma sobremordida normal antes do tratamento, o aparelho Invisalign foi geralmente bem sucedido na manutenção da dimensão vertical anterior e posterior. A alteração média da sobremordida foi de apenas 0,3 mm. Ocorreu uma pequena proclinação dos incisivos superiores e inferiores, mas não teve um impacto significativo na sobremordida. A dimensão vertical posterior e o ângulo do plano mandibular também permaneceram estáveis. Além disso, em pacientes com mordida profunda, a abertura mediana da sobremordida foi de 1,5 mm. O principal mecanismo para a correção da sobremordida parece ser a proclinação dos incisivos mandibulares e a intrusão dos incisivos maxilares. Minimamente, os primeiros e segundos molares

inferiores estavam extruídos, mas dentro dos níveis de erro de medição. Isto sugere que o aparelho Invisalign pode efetivamente melhorar as mordidas profundas.
Finalmente, para os pacientes com mordida aberta, o aprofundamento mediano da sobremordida foi de 1,5 mm, conseguido através da extrusão dos incisivos maxilares e mandibulares. Não foram observadas outras alterações dentárias ou esqueléticas significativas.
Embora não seja conclusivo, o estudo fornece provas de que o aparelho Invisalign pode controlar a sobremordida na maioria dos casos quando estas técnicas são utilizadas. Ainda são necessárias mais pesquisas, especialmente para más oclusões mais complexas.

4. R. Savignano et al (2019) [9] em seu estudo teve como objetivo avaliar os efeitos biomecânicos de diferentes configurações de alinhadores auxiliares para extrusão de um dente incisivo central superior usando análise de elementos finitos (FEA).

O método envolveu a reconstrução digital da arcada dentária superior de um paciente utilizando tomografia computorizada de feixe cónico e digitalizações ópticas de superfície. Isto permitiu a criação de modelos 3D altamente precisos dos dentes. De seguida, foram concebidas diferentes configurações de encaixe de alinhadores utilizando o desenho assistido por computador. Foi desenvolvido um modelo de elementos finitos com cerca de 900.000 nós e 480.000 elementos, representando os 14 dentes, os ligamentos periodontais, o osso alveolar, o alinhador e o(s) acessório(s).

Quatro cenários diferentes foram analisados usando a FEA: 1) alinhador padrão sem acessório, 2) alinhador com acessório palatino retangular, 3) alinhador com acessório vestibular retangular, 4) alinhador com acessório vestibular elipsoide. O sistema força-momento aplicado ao dente alvo e o seu deslocamento foram calculados para cada cenário.

Os resultados revelaram que o cenário de fixação palatina retangular produziu a força mais elevada ao longo do eixo de extrusão desejado (2,0N) com as forças e momentos indesejados mais baixos. Também resultou na translação máxima do dente ao longo do eixo de extrusão em 0,07mm. O alinhador padrão sem um acessório produziu a menor translação desejada de apenas 0,02mm.

Em conclusão, a FEA demonstrou que o acessório palatino retangular pode melhorar a eficácia e a precisão de um alinhador para extruir um dente incisivo central superior, em comparação com outras configurações de acessório ou sem acessório. Verificou-se que a posição e a área de superfície do acessório auxiliar em contacto com o dente influenciam fortemente o resultado. Esta análise numérica ajudou a otimizar o desenho da terapia com alinhadores transparentes para a extrusão dentária.

5. Costa R, Calheiros F, Ballester R, Gonçalves F (2020) [10] avaliou as forças geradas nos três eixos (X, Y e Z) por três diferentes desenhos de fixação para a extrusão do incisivo central superior usando alinhadores ortodônticos transparentes.

Foram desenvolvidos três protótipos de modelos maxilares, cada um com um acessório diferente inserido no incisivo central. Foram fabricados três alinhadores para cada um dos três designs de attachments, gerando 0,33mm de ativação na direção da extrusão. Um dispositivo analítico, utilizando três células de carga, foi utilizado para medir as forças aplicadas em cada eixo por cada combinação de alinhador/implante.

Os três acessórios testados foram: 1) Um acessório retangular, 2) Um acessório concebido para aplicar força a 45 graus, e 3) Um acessório arredondado com arestas menos proeminentes.
Observou-se que os três modelos de fixação foram capazes de efetuar o movimento de extrusão. No entanto, as intensidades de força diferiram entre os designs, com o Attachment 1 a gerar a maior força com 2,5N, seguido do Attachment 2 com 2,2N e do Attachment 3 com 1,1N. Os Attachments 1 e 2 também geraram forças significativas nos eixos X e Y, o que poderia causar movimentos dentários indesejados. O Attachment 3 teve o melhor desempenho para um movimento de extrusão puro, gerando forças quase nulas nos eixos X e Y e a intensidade de força mais baixa no eixo Z de 1,1N. Embora esta força ainda seja superior à recomendada, estava mais próxima de produzir uma força apenas na direção da extrusão, em comparação com os outros desenhos testados.

Os autores concluíram que o acessório 3 apresentou a melhor distribuição de forças para um movimento de extrusão. No entanto, ainda é necessária mais investigação para otimizar este desenho e avaliar os seus efeitos biológicos.

6. Theresa Karras et al (2021) [11] no seu estudo teve como objetivo comparar a eficácia dos attachments optimizados e convencionais do Invisalign nos movimentos dentários rotacionais e extrusivos. Estes movimentos foram escolhidos porque são relatados como os mais difíceis de alcançar de forma previsível com alinhadores transparentes.
O método envolveu um estudo retrospetivo de 382 dentes a partir de modelos dentários digitais de 100 pacientes ortodônticos tratados com Invisalign. Os pacientes tinham attachments optimizados ou convencionais colocados em dentes planeados para uma rotação de pelo menos 5 graus

ou extrusão de pelo menos 0,5mm. Os modelos iniciais, previstos e realizados foram exportados do software ClinCheck e sobrepostos no programa 3D Slicer CMF para medir os movimentos dentários.

Os resultados não mostraram diferenças estatisticamente significativas na precisão entre os acessórios optimizados e convencionais, quer para a rotação quer para a extrusão.

A precisão média global foi de 57,2%, com 63,2% para a rotação e 47,6% para a extrusão. Os movimentos individuais mais precisos foram a rotação do pré-molar superior com attachments optimizados (72,8%) e a extrusão do incisivo central superior com attachments convencionais (73,9%). A redução interproximal e o espaçamento não afectaram significativamente a precisão.

Os autores concluíram que os attachments convencionais foram tão eficazes quanto os tipos otimizados para rotação de caninos e pré-molares e extrusão anterior dos dentes. Os clínicos devem considerar a sobrecorrecção dos movimentos dentários previstos, especialmente a extrusão anterior, dadas as discrepâncias consistentemente maiores entre o previsto e o realizado.

7. Rossini G, Modica S, Parrini S, Deregibus A e Castroflorio T (2021)[12] realizou uma análise de elementos finitos para obter dados biomecânicos mais precisos sobre o tratamento de mordida aberta no arco superior usando alinhadores transparentes. Os alinhadores transparentes são uma opção de tratamento debatida para o controlo dos movimentos dentários verticais. Estudos anteriores relataram que os alinhadores podem atingir 30-41% do movimento vertical planeado. No entanto, estudos clínicos mais recentes sobre a correção da mordida aberta com alinhadores justificam uma investigação mais aprofundada.

O estudo teve como objetivo responder a três questões: 1) Os alinhadores são eficientes para realizar a extrusão dos incisivos superiores? 2) O número, a posição e a forma dos attachments influenciam o sistema de forças? 3) A ancoragem posterior é preservada durante a extrusão dos incisivos?

Foram criados seis modelos de elementos finitos diferentes para simular diferentes padrões de fixação. Os modelos consistiam numa arcada maxilar, ligamentos periodontais e alinhadores. Os dentes e os attachments foram modelados como estruturas rígidas, enquanto que à PDL e aos alinhadores foram dadas propriedades elásticas baseadas em literatura anterior. 0,1mm de extrusão simultânea foi planeado para os incisivos centrais e laterais superiores.

Foram realizadas seis simulações com diferentes configurações de attachments: sem attachments, attachments apenas nos incisivos, attachments do segundo molar ao canino, attachments de extrusão optimizada nos incisivos, attachments rectangulares vestibulares nos incisivos e attachments rectangulares palatinos nos incisivos. Foram analisados o deslocamento dos dentes, a deformação do alinhador, a tensão do PDL e a pressão de contacto.

Os resultados mostraram padrões de deslocamento dentário idênticos para todas as simulações - retroinclinação do incisivo central com alargamento do incisivo lateral. A deformação do alinhador também foi semelhante, com tendências de inclinação vestibular posteriormente e alargamento gengival anteriormente. As tensões da PDL foram mais elevadas na região mesio-bucal dos incisivos centrais e na região disto-bucal dos laterais.

A pressão de contacto variou consoante a configuração do acessório. Os encaixes rectangulares vestibulares e palatinos nos incisivos combinados com encaixes posteriores (modelos RETT e PALAT) mostraram uma menor deformação do alinhador. As tensões PDL e as pressões de contacto também indicaram um melhor controlo dos incisivos laterais com estes desenhos.

Em conclusão, os alinhadores transparentes não foram eficazes na obtenção da extrusão pura dos incisivos. A configuração de fixação influenciou as forças, com RETT e PALAT a produzirem mais controlo. Ocorreu intrusão posterior em vez de perda de ancoragem. Este estudo forneceu dados biomecânicos que corroboram os achados clínicos e destacou os efeitos da fixação na movimentação dentária com alinhadores transparentes.

8. Laohachaiaroon P, Samruajbenjakun B e Chaichanasiri E (2022)[(13] teve como objetivo avaliar o deslocamento inicial e a distribuição de tensões durante a extrusão de um incisivo central superior usando acessórios compostos convencionais, empregando a análise de elementos finitos (FEA). O uso de alinhadores transparentes na Ortodontia tem se difundido, mas a extrusão dos dentes, especialmente dos incisivos centrais, continua sendo um movimento desafiador. Este estudo procurou fornecer informações sobre a forma como diferentes designs de fixação de compósitos influenciam a biomecânica da extrusão, utilizando um modelo de elementos finitos.

Os investigadores desenvolveram modelos 3D da região maxilar, incorporando os dentes maxilares, o ligamento periodontal (PDL), os alinhadores transparentes e os acessórios compostos no incisivo central superior direito. Foram criados quatro modelos distintos: 1) um modelo de controlo sem quaisquer attachments, 2) um modelo com um attachment retangular biselado, 3) um modelo com um attachment elipsoide, e 4) um modelo com um attachment retangular horizontal. A geometria dos attachments e alinhadores foi desenhada para refletir os designs comuns do Invisalign, com o movimento pretendido a ser uma extrusão de 0,15mm do incisivo central superior direito. Foram geradas malhas de elementos finitos e atribuídas propriedades materiais para simular o comportamento mecânico de cada modelo.

A análise primária centrou-se na avaliação da deslocação inicial do incisivo central superior direito e na distribuição da tensão de von Mises, que é uma medida da distribuição da tensão num material sob carga. O estudo concluiu que o modelo de fixação retangular horizontal apresentava a maior quantidade de extrusão, com 0,037991 mm, seguido de perto pelo modelo de fixação elipsoide (0,037606 mm) e pelo modelo de fixação biselado (0,036786 mm). Embora as diferenças na extrusão entre os modelos fossem relativamente pequenas, o modelo de encaixe retangular horizontal demonstrou o desempenho mais eficiente em termos de obtenção do movimento dentário inicial.

Em termos de distribuição de tensões, foram observadas tensões de von Mises moderadas a elevadas na região cervical das fixações nos três modelos de fixação. Estas tensões indicam áreas de concentração de força significativa, que são necessárias para conduzir o movimento de extrusão. Por outro lado, as coroas dos dentes sofreram tensões relativamente baixas, sugerindo que a maior parte da força se concentrou perto das regiões de fixação e não nas coroas dos dentes. No modelo sem quaisquer attachments, as tensões foram uniformemente baixas, o que se correlaciona com o movimento de extrusão limitado alcançado neste modelo.

Além disso, o estudo observou que as tensões máximas de tração, variando de 0,125 a 0,130 MPa, estavam localizadas na região apical da PDL nos dentes extruídos. Os dentes de ancoragem, especificamente o incisivo lateral superior direito e o incisivo central esquerdo, apresentaram tensões compressivas máximas no PDL, com valores variando de 0,073 a 0,090 MPa nos ápices radiculares. Esse achado está de acordo com o esperado, pois os dentes de ancoragem suportam as forças contrárias durante o movimento dentário, resultando em concentrações de tensão compressiva.

O estudo concluiu que as três formas comuns de fixação de compósito - retangular horizontal, elipsoide e retangular biselado - foram eficazes na promoção da extrusão do incisivo central superior. Embora a fixação retangular horizontal tenha tido um desempenho ligeiramente melhor, as diferenças entre os tipos de fixação foram mínimas. A FEA demonstrou que os attachments aumentam significativamente o movimento dentário em comparação com modelos sem attachments. Adicionalmente, os padrões de distribuição de tensões forneceram dados quantitativos valiosos sobre a biomecânica da extrusão com alinhadores transparentes e attachments de compósito, reforçando a importância do uso de attachments nos tratamentos ortodônticos.

9. Abraham McKay (2023)[14] no seu estudo in-vitro teve como objetivo investigar a extrusão de um incisivo central superior usando colunas de pressão vestibular e lingual em alinhadores transparentes sem a necessidade de acessórios, enquanto avaliava as forças e momentos envolvidos. A comparação foi feita com alinhadores termoformados (feitos de ATMOS® e Zendura FLX®) e alinhadores impressos em 3D (fabricados com resina fotocurável transparente TC-85). Foram testadas três condições para cada tipo de material: Grupo 1 (controlo) sem attachments ou colunas de pressão, Grupo 2 apenas com attachments, e Grupo 3 apenas com colunas de pressão. A extrusão pretendida para cada cenário foi definida em 0,5 mm para o incisivo central superior esquerdo (UL1).

Para medir as forças e momentos experimentados durante o processo de extrusão, foi utilizado um sensor de força e momento de três eixos. O estudo também registou o impacto no incisivo central superior direito vizinho (UR1). No grupo de controlo (Grupo 1), ambos os grupos ATMOS® e TC-85 exerceram forças extrusivas no UL1, mas as forças dos alinhadores TC-85 foram significativamente menores em comparação com os alinhadores ATMOS® e Zendura FLX®.

No Grupo 2, que utilizou attachments, todos os três tipos de alinhadores (ATMOS®, Zendura FLX® e TC-85) geraram forças extrusivas na UL1. No entanto, foi observada uma diferença distinta com os alinhadores ATMOS®, que exerceram várias forças faciolingual e mesiodistal, bem como inclinações, sobre a UR1. Em contraste, os alinhadores TC-85 aplicaram menos força, tornando-os mais precisos na sua ação.

O grupo 3, que utilizou colunas de pressão, mostrou que apenas os alinhadores TC-85 impressos em 3D foram capazes de exercer forças extrusivas na UL1. Os alinhadores termoformados neste grupo não geraram extrusão efetivamente. Em geral, os alinhadores termoformados geraram forças e momentos médios mais elevados em comparação com os alinhadores impressos em 3D. Além disso, forças e momentos não intencionais significativos estavam presentes em todos os grupos, sugerindo que os alinhadores transparentes, apesar do seu objetivo, podem exercer forças adicionais que podem influenciar o movimento dentário para além da área alvo.

O estudo concluiu que os alinhadores impressos em 3D, especialmente os feitos de TC-85, geraram forças significativamente mais baixas durante a extrusão em comparação com alinhadores termoformados como ATMOS® ou Zendura FLX®. Verificou-se que os attachments produziam consistentemente forças extrusivas, tornando-os num complemento útil para conseguir a extrusão dentária. Curiosamente, a extrusão também pode ser conseguida sem attachments, utilizando colunas de pressão em alinhadores TC-85 impressos em 3D, o que abre possibilidades para tratamentos ortodônticos mais eficientes com menos attachments visíveis. No entanto, a presença de forças e momentos não intencionais, independentemente do tipo de alinhador ou método de extrusão, destaca a necessidade de um maior refinamento no design e planeamento dos alinhadores para minimizar os movimentos dentários não intencionais durante o tratamento.

Em resumo, o estudo demonstra que, embora ambos os alinhadores transparentes impressos em 3D e termoformados possam alcançar a extrusão dentária, os alinhadores impressos em 3D, especialmente com colunas de pressão, oferecem uma aplicação de força mais controlada e precisa. No entanto, as forças não intencionais continuam a ser uma preocupação que precisa de ser abordada para resultados ortodônticos óptimos.

10. Hamad Burashed (2023)[15] no seu estudo de coorte retrospetivo teve como objetivo avaliar a eficácia dos alinhadores transparentes na correção das mordidas abertas anteriores, focando-se na comparação entre os attachments de extrusão optimizados e os attachments convencionais na facilitação da extrusão dentária anterior. A extrusão anterior é muitas vezes um desafio quando se utilizam alinhadores e, embora os acessórios de extrusão optimizados do Invisalign sejam concebidos para melhorar este processo, a eficácia destes acessórios em relação aos convencionais ainda não foi totalmente estabelecida. O estudo procurou determinar se os attachments de extrusão optimizados proporcionam melhores resultados na correção da mordida aberta anterior e se oferecem quaisquer vantagens em termos de duração do tratamento.

O estudo foi uma análise de coorte retrospetiva que envolveu a avaliação de exames intra-orais pré e pós-tratamento de pacientes que tinham sido submetidos a tratamento Invisalign para mordida aberta anterior. Os pacientes foram divididos em dois grupos: Grupo A, que incluiu aqueles que receberam attachments horizontais convencionais, e Grupo B, que incluiu pacientes com attachments de extrusão optimizados nos seus incisivos. A principal medida de sucesso foi a alteração da sobremordida do pré para o pós-tratamento, sendo que a alteração planeada da sobremordida também foi avaliada para comparação entre os dois grupos. Foi utilizada estatística descritiva e a significância estatística foi definida com um valor de P inferior a 0,05.

Um total de 86 pacientes foram incluídos no estudo. Ambos os grupos exibiram melhorias significativas na sobremordida, indicando que a mordida aberta anterior pode ser eficazmente corrigida utilizando os alinhadores Invisalign. No entanto, não houve diferença estatisticamente significativa na eficácia da correção da mordida aberta entre os dois grupos - os pacientes com attachments convencionais mostraram resultados comparáveis aos dos pacientes com attachments de extrusão optimizada.

Este achado sugere que o tipo de acessório utilizado não influencia a taxa de sucesso da extrusão dos incisivos no tratamento da mordida aberta anterior.

Uma diferença notável observada entre os dois grupos foi a duração do tratamento. Os pacientes do Grupo B, que tinham attachments de extrusão optimizados, tiveram tempos de tratamento mais curtos para o encerramento da mordida aberta em comparação com os do Grupo A com attachments convencionais. Isto sugere que, embora os attachments optimizados não melhorem necessariamente a eficácia global da correção da mordida aberta, podem oferecer uma vantagem ao reduzir o tempo necessário para alcançar o resultado desejado.

Em conclusão, este estudo demonstrou que a correção da mordida aberta anterior pode ser conseguida com sucesso com os alinhadores Invisalign, independentemente de serem utilizados attachments convencionais ou optimizados. Embora os attachments de extrusão optimizados não tenham proporcionado uma eficácia superior na correção da mordida, encurtaram a duração do tratamento, tornando-os uma ferramenta potencialmente valiosa para pacientes e clínicos que procuram resultados mais rápidos. No entanto, dado que a taxa de sucesso em termos de correção da mordida aberta foi semelhante em ambos os tipos de attachments, a escolha do attachment pode ser mais uma questão de preferência de tratamento do que uma necessidade para o sucesso clínico.

11. Justin T Groody et al. (2023)[(16)] realizaram um estudo controlado e randomizado para avaliar e comparar a eficácia de diferentes desenhos de attachments na obtenção da extrusão do incisivo lateral superior durante o tratamento com alinhadores transparentes, um movimento que é notoriamente desafiador para ser alcançado com precisão. Esta investigação é particularmente importante porque, apesar das recomendações relativas ao desenho das fixações em Ortodontia, existe pouca investigação e não existem ensaios prospectivos que comparem diretamente a previsibilidade de diferentes fixações para este movimento específico.

O estudo incluiu 74 incisivos laterais superiores de 40 pacientes, todos com idade igual ou superior a 16 anos, que foram submetidos a um tratamento com alinhadores transparentes (Invisalign). Cada dente necessitava de pelo menos 0,3 mm de extrusão, e o estudo centrou-se na primeira série de 20-25 alinhadores utilizados no tratamento. Os dentes foram distribuídos aleatoriamente para receber um dos quatro desenhos de fixação: optimizado (O), retangular horizontal não biselado (H), retangular horizontal biselado incisalmente (HIB) ou retangular horizontal biselado gengivalmente (HGB). Após a primeira série de alinhadores, um avaliador cego mediu a extrusão real obtida, comparando-a com a extrusão prevista com base nos modelos iniciais. A análise também teve em conta outros factores, como a idade do paciente, o sexo, o número de moldeiras de alinhadores utilizadas e a adesão do paciente.

Os resultados indicaram que a extrusão real alcançada foi significativamente inferior aos valores previstos, com uma média geral de extrusão de 73% da quantidade prevista. Especificamente, o estudo concluiu que os acessórios horizontais (H, HIB e HGB) foram significativamente mais eficazes do que os acessórios optimizados (O) na obtenção da extrusão pretendida. A extrusão média alcançada com fixações horizontais foi de 76%, em comparação com 62% com fixações optimizadas, o que corresponde a uma diferença de 14%. Entre os designs de attachments horizontais, não foram encontradas diferenças significativas, com os três (H, HIB, HGB) a terem um desempenho semelhante em termos de eficácia de extrusão.

Em conclusão, o estudo demonstra que os attachments horizontais são mais eficazes do que os attachments optimizados na obtenção da extrusão do incisivo lateral superior durante o tratamento com alinhadores transparentes, particularmente dentro do intervalo de 0,3 a 2,5 mm. Os resultados sugerem que os ortodontistas devem considerar o uso de attachments horizontais para melhorar a previsibilidade desse difícil movimento dentário. Além disso, como os três desenhos horizontais tiveram desempenho semelhante, a escolha entre eles pode ser baseada em outras considerações clínicas, como a facilidade de aplicação ou o conforto do paciente, em vez da eficácia na extrusão. Este estudo fornece informações valiosas para os clínicos que pretendem melhorar os resultados do tratamento com alinhadores transparentes.

METODOLOGIA

CRITÉRIOS DE INCLUSÃO

1. Estudos envolvendo a presença de attachments de compósito na terapia ortodôntica com alinhadores transparentes
2. Estudos clínicos em seres humanos com um grupo de controlo sem attachments e/ou uma comparação entre diferentes configurações de attachments compostos

CRITÉRIOS DE EXCLUSÃO

1. Estudos que não estão relacionados com o tema ou que estão relacionados mas têm um objetivo diferente.
2. Estudos clínicos em seres humanos sem um grupo de controlo e sem uma comparação entre diferentes configurações de acessórios compostos
3. Estudos em animais
4. Estudos de casos/relatórios
5. Artigos de revisão
6. Debates sobre resumos e autores ou editoriais
7. Carta ao editor
8. Artigos de comentários

PERGUNTA ESPECÍFICA

Qual é a eficácia dos diferentes desenhos de fixação nas forças extrusivas geradas pelos alinhadores transparentes?

FINALIDADE E OBJECTIVOS

Avaliar a eficácia de diferentes desenhos de fixação nas forças extrusivas geradas pelos alinhadores transparentes.

ESTRATÉGIA DE PESQUISA

PICO (Glossário de Termos Baseados em Evidências 2007)

1. Na população, pacientes ortodônticos de qualquer idade que foram tratados com alinhadores transparentes.
2. Intervenção através de terapia de alinhadores transparentes com acessórios compostos.
3. Comparação entre diferentes concepções de acessórios de compósito na geração de forças extrusivas nos dentes
4. Os resultados são medidos com base na eficiência clínica, na eficácia, nos resultados do tratamento e na precisão dos movimentos extrusivos.

QUESTÃO DE INVESTIGAÇÃO

Qual é a eficácia comparativa de vários designs de fixação na gestão das forças extrusivas geradas pelos alinhadores transparentes?

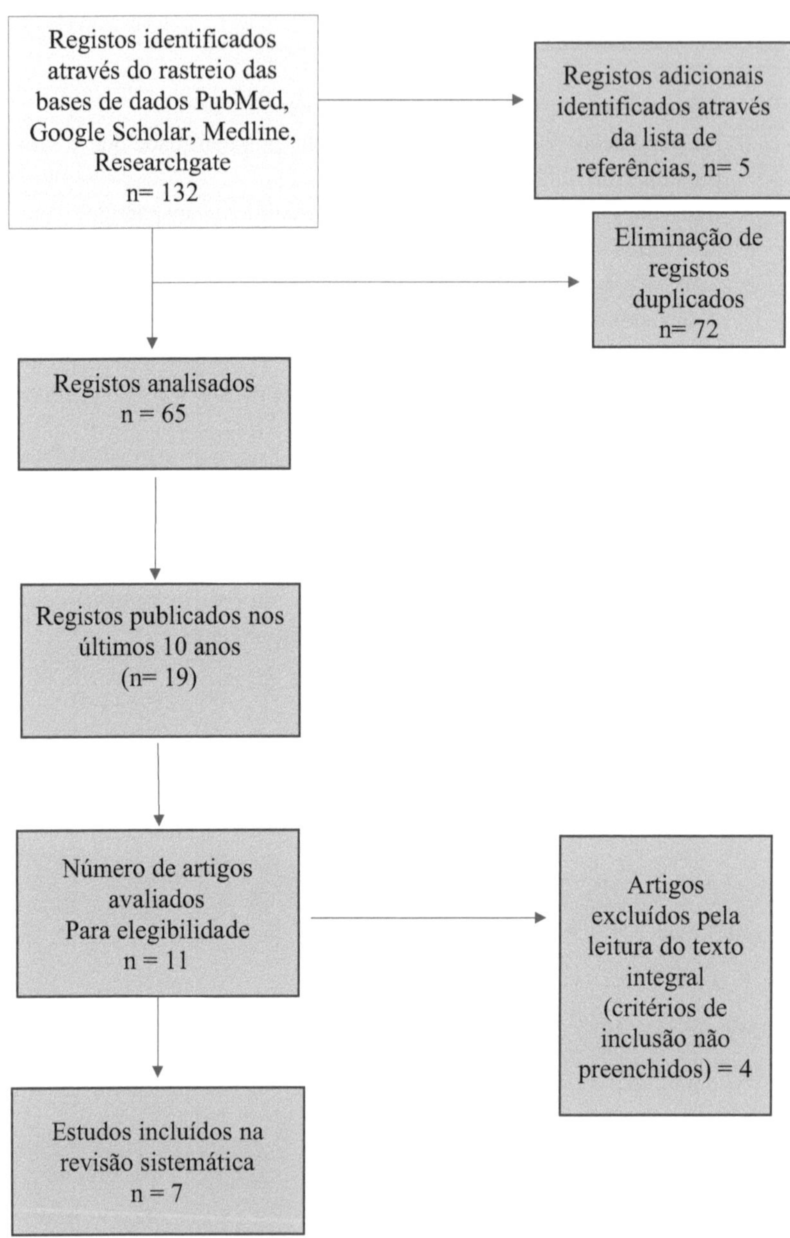

Tabela 1 - Quadro PRISMA

RESULTADOS

S. Não.	AUTOR	CONCEPÇÃO DO ESTUDO	AVALIAÇÃO	RESULTADO	AUTOR CONCLUSÃO
1.	**Rafael Costa et al (2019)**		Avaliou as forças geradas por três diferentes desenhos de fixação nos três eixos (X, Y e Z) para a extrusão do incisivo central superior utilizando alinhadores ortodônticos.	Todas as concepções de fixação estudadas conseguiram efetuar satisfatoriamente a extrusão. No entanto, as intensidades de força eram diferentes nos três modelos Duas das três concepções de ligação acabaram por exercer uma forças nos eixos (mesiodistal) e Y (bucopalatino).	A conceção do anexo 3 apresenta a melhor distribuição de forças para o movimento de extrusão, gerando forças quase nulas nos eixos X e Y, e menor intensidade de força no eixo Z.

2.	**R Savignano (2019)**	Análise de elementos finitos	Avaliámos os efeitos biomecânicos de quatro combinações diferentes de alinhadores auxiliares para a extrusão de um alinhador central maxilar. incisivo e para definir o desenho mais eficaz	O valor máximo O deslocamento máximo do dente ao longo do *eixo z* foi obtido com o acessório palatino retangular, enquanto o mínimo foi obtido sem nenhum acessório. Com o acessório elipsoide, foram encontrados os maiores momentos indesejados *Mx* e *My*. O acessório palatino retangular apresentou a *Fz* mais elevada (2,0 N) com as forças indesejadas mais baixas.	A FEA demonstrou que o acessório palatino retangular pode melhorar a eficácia do aparelho para o extrusão de um incisivo central superior

3.	**Gabriele Rossini (2021)**	Estudo de Análise de Elementos Finitos	Avaliação da eficácia dos alinhadores na realização da extrusão dos incisivos superiores Também foi avaliado se o número, a posição e a forma dos acessórios influenciam o sistema de forças se a ancoragem posterior for preservada durante a extrusão do incisivo	O padrão de deslocamento dentário foi o mesmo em todas as seis configurações. Os attachments retangulares nas configurações RETT e PALAT apresentaram melhores resultados em termos de sistema de forças, com mínima deformação na porção gengival do alinhador, o que levou a um melhor controle do movimento do incisivo lateral. Os as configurações mais eficientes mostraram a necessidade de	Os acessórios rectangulares parecem representar melhor configuração para controlar os incisivos laterais tanto no PALAT como no RETT configurações.

				utilização de attachments em dentes posteriores a fim de obter melhores desempenhos de ancoragem.	
4.	**Theresa Karras (2021)**	Estudo retrospetivo	Comparação da eficácia do Invisalign (Align Technology, Santa Clara, Califórnia) optimizados e acessórios convencionais em movimentos dentários rotativos e extrusivos.	Diferenças entre a precisão dos movimentos dentários utilizando attachments optimizados e convencionais para rotação e extrusão não foram estatisticamente nem clinicamente significativos. Os valores médios previstos foram maiores do	Os tipos de ligação convencionais podem ser tão eficazes como Os acessórios optimizados proprietários da Invisalign para rotações de caninos e pré-molares e extrusão de incisivos e caninos. Os clínicos devem considerar a sobrecorrecção dos movimentos dentários, especialment

				que os valores médios alcançados para todos os tipos de fixação e movimentos . Para a extrusão, os a diferença média entre os movimentos previstos e os realizados foi clinicamente significativa (0,40 mm e 0,62 mm para os acessórios optimizados e convencionais, respetivamente). No geral, a precisão média foi de 57,2%. A média A precisão foi de	e a extrusão dentária anterior

				47,6% para a extrusão. A redução ou o espaçamento interproximal não afetar significativamente a precisão	
5.	**Pratchawin Laohachaiaroon (2022)**	Análise de elementos finitos	Avaliar a deslocação inicial e a distribuição de tensões durante a extrusão do incisivo central superior utilizando os acessórios compostos convencionais.	O incisivo central superior direito do O modelo com uma fixação retangular horizontal teve o maior movimento extrusivo, seguido do modelo com fixação elipsoide e do modelo com fixação biselada. A compressão máxima A tensão foi observada na região cervical da	Acessórios compostos incluindo A fixação retangular horizontal, a fixação elipsoide e a fixação retangular biselada podem ser utilizado para efetuar a extrusão do incisivo central superior.

				fixação do compósito.	
6.	**Abraham McKay (2023)**	Estudo in vitro	Avaliar a extrusão do incisivo central maxilar com colunas de pressão vestibular e lingual com e sem attachments. Comparar forças e momentos em alinhadores termoformados e impressos em 3D.	As leituras de força (P<0,001) demonstraram diferenças significativas. Grupo 1: ATMOS® e TC-85 exerceram força extrusiva UL1 sem attachments. Grupo 2: Todos os grupos exerceram força extrusiva UL1 com attachments, mas o TA mostrou diferentes direções de força UR1. Grupo 3: Apenas o alinhador impresso em 3D TC-	Anexos gerados de forma consistente forças extrusivas, e pode ser um adjuvante eficaz na obtenção da extrusão dos incisivos. A extrusão pode ser conseguida com eliminar a utilização de attachments através da utilização de colunas de pressão em alinhadores impressos em 3D utilizando o TC-85.

				85 apresentou força extrusiva com colunas de pressão. Os alinhadores termoforma dos apresentara m forças mais elevadas. Forças não intencionais estavam presentes em todos os grupos.	
7.	**Hamad Burashed (2023)**	Estudo de coorte retrospetiv o	Avaliou a eficácia do fecho da mordida aberta anterior quando se utilizaram os acessórios de extrusão optimizad os do Invisalign em comparaç	Ambos os grupos mostraram aumentos significativo s na sobremordi da, mas não houve diferença na eficácia da correção da mordida aberta em pacientes com attachments convencion	A mordida aberta anterior pode ser corrigida independent emente do tipo de acessório. Os attachments optimizados não são mais eficazes do que a utilização de attachments convenciona is na extrusão de

			ão com os acessórios convencionais	ais versus optimizados. Os tempos de tratamento mais curtos para o fechamento da mordida aberta foram relatados para pacientes com attachments otimizados.	incisivos para corrigir a mordida aberta. Os attachments de extrusão optimizados nos incisivos podem encurtar o tempo de tratamento em comparação com os attachments convencionais.

Quadro 2

DISCUSSÃO

Os alinhadores transparentes revolucionaram o tratamento ortodôntico devido ao seu apelo estético e conveniência. No entanto, uma preocupação crítica que os ortodontistas enfrentam é o controlo das forças extrusivas durante o processo de tratamento. A extrusão excessiva pode levar a efeitos adversos, como a sobrecorreção ou movimentos dentários indesejáveis, impactando os resultados do tratamento. **Kravitz et al. (2009)**[(4)] realizaram um estudo clínico prospetivo para avaliar a eficácia do Invisalign na realização de diferentes movimentos dentários. A precisão média do movimento dentário foi de 41%, sendo que a menor precisão foi demonstrada na extrusão dos incisivos centrais superiores e inferiores (18,3% e 24,5%), respetivamente.

Para responder a estes desafios, foram introduzidos designs de attachments como adjuntos à terapia com alinhadores transparentes. Os attachments são formas diminutas, da cor do dente, que são coladas na superfície de dentes específicos para proporcionar uma aderência adicional e controlo sobre o movimento dentário. Podem ajudar a direcionar as forças geradas pelos alinhadores, melhorando assim a previsibilidade e alcançando os movimentos dentários desejados.

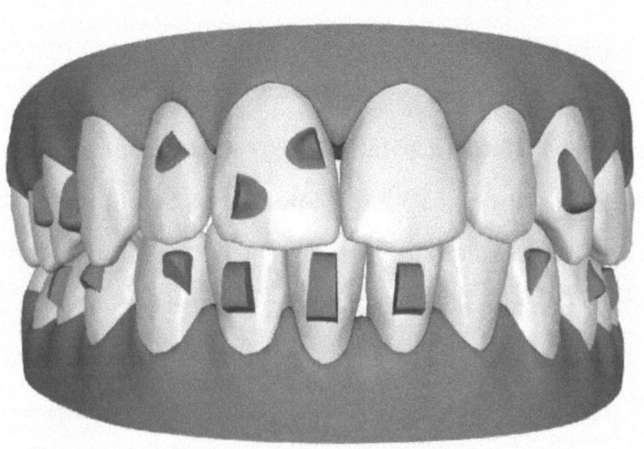

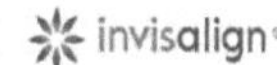

Fig. 1

A presente revisão sistemática de sete estudos tem como objetivo avaliar a eficácia de diferentes designs e configurações de fixação de alinhadores na geração de forças extrusivas nos dentes. Esta revisão sistemática foi estruturada de acordo com a declaração/ lista de verificação PRISMA 2020. Foram realizadas pesquisas electrónicas nas seguintes bases de dados para literatura relevante: PubMed, ResearchGate, Embase e Base de dados da Biblioteca Cochrane. A estratégia de pesquisa detalhada no PubMed foi a seguinte: (((((((((orthodontic) OR (treatment) OR (therapy)) OR (clear aligners)) OR (attachments)) OR (attachment)) OR (auxillary)) OR (auxillaries)) OU (invisalign) OU (extrusão) OU (movimentos extrusivos)

Após a realização de uma pesquisa preliminar e a eliminação de registos duplicados, os títulos e resumos foram analisados quanto à sua relevância e classificados como excluídos ou necessitando de avaliação adicional. As discrepâncias foram resolvidas por discussão. Para encontrar estudos mais pertinentes, foi também efectuada uma pesquisa manual utilizando as referências das revisões sistemáticas e meta-análises que foram encontradas sobre este tema.

Na sua investigação, **Rafael Costa (2019)**[(10)] procurou quantificar in vitro as forças produzidas nos eixos X, Y e Z por vários desenhos de fixação de alinhadores ortodônticos durante o movimento de extrusão de um incisivo central superior. Eles otimizaram os designs de acessórios convencionais elipsoides, retangulares e chanfrados para simbolizar uma nova ideia e geometria.

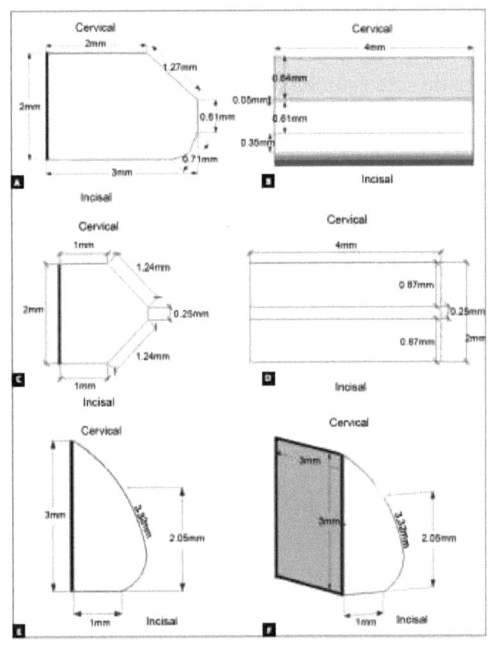

Figure 1 - Attachment 1 in lateral view (A) and frontal view (B). Attachment 2 in lateral view (C) and frontal view (D). Attachment 3 in lateral view (E) and isometric view (F).

Fig. 2

Foram criados três protótipos de modelos maxilares, cada um com um acessório único colocado no incisivo central. Para cada um dos três desenhos de fixação, foram produzidos três alinhadores com uma ativação de 0,33 mm na direção da extrusão. As forças que cada alinhador/implante aplicou nos três eixos foram medidas com uma ferramenta analítica. O teste de Tukey e a ANOVA de uma via foram utilizados para avaliar os dados.

Descobriram que o movimento de extrusão podia ser executado de forma satisfatória por cada um dos modelos de fixação em estudo. No entanto, as intensidades de força variaram entre os três desenhos. Além disso, os eixos X (mesiodistal) e Y (bucopalatino) acabaram sendo submetidos a forças consideráveis pelos desenhos de fixação 1 e 2. Assim, concluíram que o desenho de fixação 3 (fixação elipsoidal optimizada) oferece a melhor distribuição de forças para o movimento de extrusão, produzindo uma intensidade de força decrescente no eixo Z e forças quase nulas nos eixos X e Y.

R. Savignano et al. (2019) [9] avaliaram os efeitos biomecânicos de quatro diferentes desenhos de alinhadores auxiliares para a extrusão de um incisivo central superior, a fim de estabelecer o desenho de fixação mais eficaz utilizando a análise de elementos finitos. O alinhador sem acessório foi comparado com três desenhos de alinhadores auxiliares: um acessório palatino retangular, um acessório vestibular retangular e um acessório vestibular elipsoide. Os autores calcularam o sistema força-momento e o deslocamento dentário que o alinhador eventualmente forneceria ao dente alvo para cada situação. Verificaram que o acessório palatino retangular apresentou o máximo deslocamento dentário, enquanto o mínimo foi obtido na ausência de qualquer acessório. A maior quantidade de momentos indesejados foi observada com o acessório elipsoide. Além disso, o acessório retangular demonstrou a menor quantidade de forças indesejáveis e a força máxima aplicada ao dente ao longo do eixo z. Dessa forma, os autores concluíram que, para melhorar a eficiência dos alinhadores para movimentos extrusivos dos incisivos centrais superiores, o acessório palatino retangular pode ser utilizado. Além disso, chegaram à conclusão de que a posição do acessório teve maior impacto no resultado do que sua forma.

Num estudo retrospetivo, **Theresa Karras et al. (2021)**[(11)] avaliaram os efeitos dos attachments Invisalign convencionais e optimizados na rotação e extrusão dentária. Neste estudo, eles incluíram 382 dentes de modelos dentários digitais de 100 pacientes ortodônticos, com idades entre 11 e 63 anos. 60 arcadas mandibulares e 97 arcadas maxilares forneceram os dentes de amostra. Dos attachments, 163 foram optimizados para rotação (43%), 72 para rotação convencional (19%), 81 para extrusão optimizada (21%) e 66 para extrusão convencional (17%). Os alinhadores foram mudados semanalmente com base nas recomendações do fabricante e do clínico, com uma média de 20 alinhadores por série e uma duração média de tratamento de 5 meses. Foram efectuadas medições rotacionais e extrusivas para os 382 dentes, utilizando attachments optimizados e convencionais. O movimento previsto foi avaliado através da sobreposição dos modelos inicial e previsto, enquanto o movimento alcançado foi avaliado através da comparação dos modelos inicial e alcançado. Foram feitas comparações entre os movimentos previstos e realizados para ambos os tipos de attachments (attachments optimizados e convencionais). Não foram encontradas diferenças estatisticamente ou clinicamente significativas na precisão dos movimentos dentários, tanto para a rotação como para a extrusão, quando se utilizaram attachments optimizados versus attachments convencionais. Para todos os tipos de attachments e movimentos, os valores médios previstos foram consistentemente mais elevados do que os valores reais (P<0,0001). Foram encontradas diferenças clinicamente significativas entre os movimentos de extrusão previstos e realizados (0,40 mm e 0,62 mm para os attachments optimizados e convencionais, respetivamente). A precisão média foi de 57,2% no total, com uma precisão de rotação de 63,2% e uma precisão de extrusão de 47,6%. A redução ou o espaçamento entre as proximidades não teve qualquer efeito percetível na precisão. Chegaram à conclusão de que os estilos de fixação tradicionais podem ser tão bem sucedidos na rotação de caninos e pré-molares como as fixações optimizadas do Invisalign para a extrusão de incisivos e caninos. Os clínicos devem ter em atenção a sobrecorrecção dos movimentos dentários, particularmente a extrusão dentária anterior.

Num estudo semelhante realizado por **Gabriele Rossini et al (2021)**[12] foram efectuadas análises de elementos finitos para obter dados biomecânicos mais precisos para o tratamento de uma mordida aberta na arcada maxilar. O estudo consistiu na criação de modelos CAD para a arcada maxilar e no planeamento da extrusão de 1 mm para os incisivos centrais e laterais simultaneamente ao longo dos seus eixos longos.

Foram efectuadas seis simulações: ATT1-2 (attachments horizontais rectangulares apenas nos incisivos); NOATT (sem attachments); Com attachments rectangulares (ATT3-7) do canino ao segundo molar; ATT3-7 + attachments de extrusão optimizados (OTT); ATT3-7 + attachments horizontais vestibulares (RETT); ATT3-7 + attachments horizontais palatinos (PALAT)...

O design do sistema Invisalign da Align Technology serviu de modelo para as formas optimizadas dos attachments. A forma retangular do acessório media 3 × 2 × 1 mm, correspondendo às dimensões indicadas no software ClinCheck (Align Technology, Inc., San Jose, CA, EUA).

A implementação de attachments palatais foi baseada num estudo de FE comparável efectuado por Savignano et al.

Descobriram que em todas as seis configurações, o padrão de deslocação dos dentes produzido era idêntico. Os attachments rectangulares nas configurações RETT e PALAT fornecem resultados superiores do sistema de forças, com menos deformação gengival no alinhador e melhor controlo sobre o movimento do incisivo lateral.

À semelhança disto, **Pratchawin Laohachaiaroon (2022)**[13] realizou um estudo de análise de elementos finitos (FEA) com o objetivo de determinar a distribuição inicial de tensões e deslocamentos durante a extrusão de incisivos centrais superiores através de attachments de compósito tradicionais. Dentes maxilares, alinhadores transparentes e attachments de compósito na superfície vestibular do incisivo central superior direito foram usados para construir modelos maxilares. Para simular a extrusão, foram feitos quatro modelos: um com fixação elipsoide, um com fixação retangular biselada, um com fixação retangular horizontal e um sem fixação. Para provocar a extrusão do incisivo central maxilar em cada modelo, foram criados alinhadores transparentes.

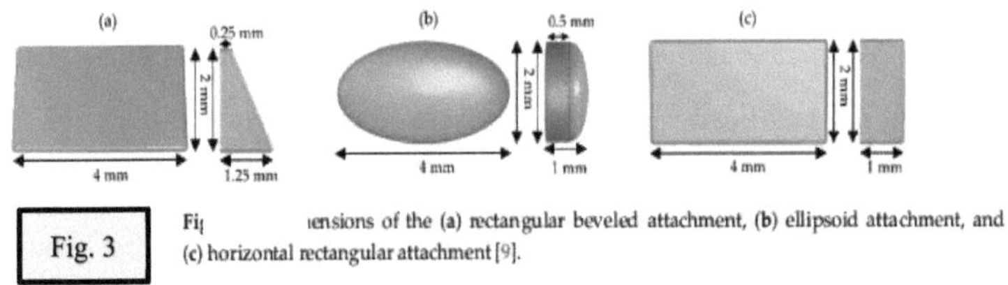

Fig. 3 Fi ensions of the (a) rectangular beveled attachment, (b) ellipsoid attachment, and (c) horizontal rectangular attachment [9].

A distribuição da tensão e o deslocamento inicial foram investigados. De acordo com os resultados, os attachments elipsoidais e biselados tiveram a menor quantidade de movimento extrusivo, enquanto o incisivo central superior direito com um attachment retangular horizontal teve a maior quantidade. A região cervical do acessório compósito foi a que sofreu maior tensão de compressão. De acordo com estes resultados, a extrusão do incisivo central superior pode beneficiar de attachments compostos, tais como os attachments rectangulares horizontais, elipsóides e rectangulares biselados.

Abraham Mckay[14] efectuou um estudo in-vitro em 2023 para avaliar a extrusão do incisivo central maxilar com colunas de pressão vestibular e lingual com e sem attachments. Os resultados deste estudo indicam que a utilização de colunas de pressão vestibular e lingual, com ou sem attachments, pode induzir efetivamente a extrusão do incisivo central maxilar utilizando alinhadores transparentes. Os resultados demonstram que os alinhadores termoformados exerceram forças e momentos mais elevados em comparação com os alinhadores impressos em 3D, com os alinhadores TC-85 a mostrarem as forças mais baixas. A presença de attachments gerou consistentemente forças extrusivas, que podem ser um complemento valioso para conseguir uma extrusão bem sucedida dos incisivos. Curiosamente, a extrusão também pode ser alcançada sem acessórios, empregando colunas de pressão em alinhadores impressos em 3D usando o material TC-85. No entanto, é crucial notar que todas as estratégias resultaram em forças e momentos não intencionais significativos, destacando a importância de um planeamento e monitorização cuidadosos do tratamento para minimizar potenciais efeitos adversos nos resultados ortodônticos globais. Os clínicos devem considerar estes resultados ao escolherem os materiais dos alinhadores e as opções de fixação para otimizar a eficácia do tratamento e a satisfação do paciente. Poderá ser necessária mais investigação para explorar técnicas adicionais de gestão de forças não intencionais e aperfeiçoar os protocolos de tratamento para obter resultados mais previsíveis na terapia com alinhadores transparentes.

Num estudo de coorte retrospetivo recente de 2023, **Hamad Burashed** [15] também contribuiu para o corpo da literatura ao comparar a eficácia do encerramento da mordida aberta anterior com e sem attachments convencionais ao utilizar a extrusão optimizada do Invisalign. Chegaram à conclusão de que qualquer tipo de acessório pode ser utilizado para tratar a mordida aberta anterior. Ao corrigir a mordida aberta com extrusão de incisivos, os attachments optimizados não são mais úteis do que os attachments tradicionais. Por outro lado, quando comparados com os acessórios tradicionais, os acessórios de extrusão optimizada para incisivos podem reduzir o tempo de tratamento.

Assim, com base nos estudos acima mencionados, podemos concluir que os attachments são necessários para conseguir movimentos extrusivos na terapia com alinhadores transparentes. De acordo com R. Savignano, Gabrielle Rossini e Pratchawin Laohachaiaroon, os attachments rectangulares são os que apresentam maiores movimentos extrusivos. De acordo com Theresa Karras e Hamad Burashed, tanto os attachments convencionais como os optimizados são igualmente eficazes, no entanto, de acordo com Burashed, os attachments optimizados podem encurtar o tempo de tratamento.

CONCLUSÃO

À luz dos conhecimentos derivados dos estudos acima mencionados, surge um entendimento conclusivo sobre o papel indispensável dos attachments na facilitação dos movimentos extrusivos no âmbito da terapia com alinhadores transparentes. O consenso entre as várias investigações sublinha a necessidade destes attachments para alcançar os resultados desejados no tratamento ortodôntico.

Particularmente, a importância dos attachments retangulares é enfatizada no trabalho de vários autores, retratando-os como fundamentais para provocar os movimentos extrusivos mais pronunciados. Esta perspetiva detalhada fornece uma orientação valiosa para os profissionais de ortodontia, ajudando-os na seleção estratégica de desenhos de attachments para otimizar a eficácia do tratamento.

Além disso, outros estudos contribuem para o discurso sobre a eficácia da vinculação. Afirmam que os encaixes convencionais e optimizados apresentam uma eficácia comparável na gestão das forças extrusivas. No entanto, é introduzida uma dimensão intrigante, sugerindo que os attachments optimizados podem ter o potencial de acelerar a duração do tratamento durante a extrusão dos incisivos. Essa distinção acrescenta uma camada de consideração para os profissionais ortodônticos que procuram equilibrar a eficiência do tratamento com a eficácia.

Essencialmente, a amálgama destes resultados de investigação realça a natureza complexa da seleção da inserção na terapia com alinhadores transparentes. Os profissionais de ortodontia são encorajados a adaptar a sua abordagem com base em factores específicos do paciente, objectivos de tratamento e as potenciais vantagens oferecidas por diferentes designs de attachments. À medida que o campo da ortodontia continua a evoluir, estes conhecimentos servem como base para a tomada de decisões baseadas em evidências, abrindo caminho para melhores resultados de tratamento e satisfação do paciente.

REFERÊNCIAS

1. Ziuchkovski JP, Fields HW, Johnston WM, Lindsey DT. Assessment of perceived orthodontic appliance attractiveness (Avaliação da perceção da atratividade do aparelho ortodôntico). Am J Orthod Dentofacial Orthop. 2008 Apr;133(4):S68-78.

2. Rosvall MD, Fields HW, Ziuchkovski J, Rosenstiel SF, Johnston WM. Atratividade, aceitabilidade e valor dos aparelhos ortodônticos. Am J Orthod Dentofacial Orthop. 2009 Mar;135(3):276-7.

3. Boyd RL. Tratamento ortodôntico estético utilizando o aparelho invisalign para más oclusões moderadas a complexas. J Dent Educ. 2008 Aug;72(8):948-67.

4. Kravitz ND, Kusnoto B, BeGole E, Obrez A, Agran B. How well does Invisalign work? Um estudo clínico prospetivo que avalia a eficácia da movimentação dentária com Invisalign. Am J Orthod Dentofacial Orthop. 2009 Jan;135(1):27-35.

5. Krieger E, Seiferth J, Marinello I, Jung BA, Wriedt S, Jacobs C, et al. Tratamento Invisalign® na região anterior: Os movimentos dentários previstos foram alcançados? J Orofac Orthop Fortschritte Kieferorthopädie. 2012 Sep;73(5):365-76.

6. Kravitz ND, Kusnoto B, Agran B, Viana G. Influência dos attachments e da redução interproximal na precisão da rotação dos caninos com Invisalign: um estudo clínico prospetivo. Angle Orthod. 2008 Jul;78(4):682-7.

7. Papadimitriou A, Mousoulea S, Gkantidis N, Kloukos D. Eficácia clínica do tratamento ortodôntico Invisalign®: uma revisão sistemática. Prog Orthod. 2018 Dec;19(1):37.

8. Khosravi R, Cohanim B, Hujoel P, Daher S, Neal M, Liu W, et al. Gestão da sobremordida com o aparelho Invisalign. Am J Orthod Dentofacial Orthop. 2017 Abr;151(4):691-699.e2.

9. Savignano R, Valentino R, Razionale AV, Michelotti A, Barone S, D'Antò V. Efeitos biomecânicos de diferentes desenhos de alinhadores auxiliares para a extrusão de um incisivo central superior: Uma análise de elementos finitos. J Healthc Eng. 2019 Aug 7;2019:1-9.

10. Costa R, Calheiros FC, Ballester RY, Gonçalves F. Efeito de três diferentes desenhos de fixação nas forças extrusivas geradas por alinhadores termoplásticos no incisivo central superior. Dent Press J Orthod. 2020 May;25(3):46-53.

11. Karras T, Singh M, Karkazis E, Liu D, Nimeri G, Ahuja B. Eficácia dos acessórios Invisalign: Um estudo retrospetivo. Am J Orthod Dentofacial Orthop. 2021 Aug;160(2):250-8.

12. Rossini G, Modica S, Parrini S, Deregibus A, Castroflorio T. Extrusão de Incisivos com a Técnica de Alinhadores Transparentes: Um estudo de análise de elementos finitos. Appl Sci. 2021 Jan 27;11(3):1167.

13. Laohachaiaroon P, Samruajbenjakun B, Chaichanasiri E. Deslocamento inicial e distribuição de tensão da extrusão do incisivo central superior com alinhadores transparentes e várias formas de acessórios compostos usando o método dos elementos finitos. Dent J. 2022 Jun 20;10(6):114.

14. McKay A, McCray J, Bankhead B, Lee MM, Miranda G, Adel SM, et al. Forças e momentos gerados durante a extrusão de um incisivo central superior com alinhadores transparentes: um estudo in vitro. BMC Oral Health. 2023 Jul 17;23(1):495.

15. Burashed H, Sebai RE. Quantificação da eficácia da redução da sobremordida em pacientes tratados com alinhadores transparentes utilizando attachments optimizados versus convencionais. J World Fed Orthod. 2023 Jun;12(3):105-11.

16. Groody JT, Lindauer SJ, Kravitz ND, Carrico CK, Madurantakam P, Shroff B, et al. Efeito do desenho de fixação do alinhador transparente na extrusão dos incisivos laterais superiores: Um ensaio clínico randomizado, multicêntrico e simples-cego. Am J Orthod Dentofacial Orthop. 2023 Nov;164(5):618-27.

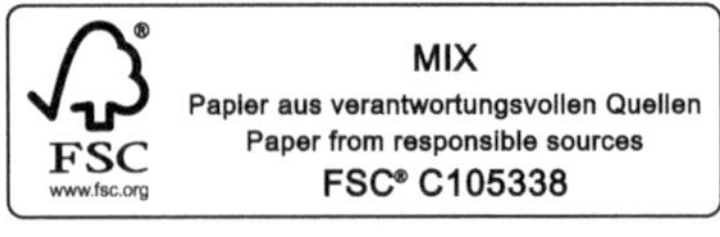

Printed by Books on Demand GmbH, Norderstedt / Germany